ESSAI
SUR LA MANIE,

PRÉSENTÉ

A l'École de Médecine de Montpellier,

ET SOUTENU

Le 25 Thermidor, an 7 de la République française,

Par *Louis-Honoré COUFFIN*, de *Firmi*,
Département de l'Aveiron.

Ad mentem sanam in corpore sano quàm
diutissìme conservandam. *KINSKI.*

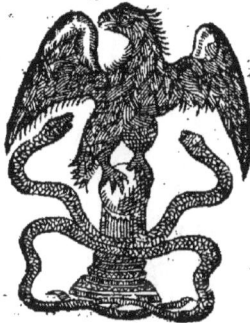

IN VIRTUTE. ET PRUDENTIA.

A MONTPELLIER,

De l'Imprimerie de F. SERAN, GRAS et COUCOURDAN,
Imprimeurs du Département et de l'École de Médecine, au Plan du Palais.

AN VIIe. RÉPUBLICAIN.

À MON CHER PÈRE

ET A MA TENDRE MÈRE.

Je saisirais cet instant comme le plus doux de ma vie, si je pouvais par ce faible Assai être assez heureux, que d'apporter dans vos cœurs une preuve reconnoissante des peines et des soins que vos bontés paternelles n'ont cessé de prodiguer. Mais, indigne de vous être présenté, je sens que je ne puis satisfaire à ce brûlant désir. Cependant, enhardi par vos bras ouverts à recevoir avec bonté la moindre offrande filiale, j'ose vous le dédier, en vue de soumission et de respect, que ce cœur des plus purs conservera à jamais.

L. H. COUFFIN.

ESSAI
SUR LA MANIE.

En parcourant le vaste champ de la Médecine, et en fouillant dans tous ses divers sentiers, je ne crois pas que nous puissions y appercevoir un état plus fâcheux et plus humiliant que celui dans lequel est réduit l'homme maniaque. Je dis que la manie est humiliante, parce qu'elle prive l'homme de la raison, seule marque distinctive qui le sépare de l'animal brute. Un moment auparavant il étoit le plus parfait des êtres de la nature ; tout ce qui respire lui étoit soumis ; presque rien n'échappoit à son œil prévoyant ; par cette cruelle maladie, il perd son empire, et devient semblable au plus imparfait des animaux qui étoient sous sa loi.

Les nosologistes ont singulièrement varié sur la classification de la manie. *Sauvages*, le premier qui se soit occupé des méthodes, a fait une grande classe des folies qu'il a appellé *vesaniæ*. Dans cette classe, il a renfermé quatre ordres, et il a rangé la manie dans le troisième. *Cullen* et *Vogel*, qui ont écrit après lui, ont mis de côté deux de ces ordres ; et il n'ont compris dans la classe des *vesaniæ* que la manie et la mélancolie.

Je ne m'arrêterai pas à ces différentes classifications ; et je me contenterai de la considérer, d'après le Professeur, *Dumas*, comme l'état chronique de la phrénésie, qu'il a regardé comme dépendante de l'action augmentée du système vasculaire sur le nerveux. Il n'y a guère de maniaques, dit-il, qui n'aient été phrénétiques; d'ailleurs l'une et l'autre de ces maladies demandent à-peu-près le même traitement, et présentent presque les mêmes considérations. Je vois cette idée d'autant plus juste, que nous serions forcés de confondre ces deux maladies (puisque nous trouvons de part et d'autre les mêmes symptômes et les mêmes phénomènes), si la fièvre ne venoit établir une différence; et c'est, d'après elle seule, que nous pouvons dire qu'une maladie soumise à notre examen est une phrénésie ou une manie.

Quelques auteurs ont défini la manie: un délire universel, auquel la fièvre n'est pas nécessaire, avec fureur (1) et audace. Cette définition peut cependant souffrir quelques modifications; car il y a des maniaques qui raisonnent sur quelques points; elle n'est pas toujours non plus avec fureur et audace (2); au contraire, il y a des maniaques paisibles, tranquilles. Nous définirons donc la manie un délire chronique presque universel, avec ou sans fureur, auquel la fièvre n'est pas nécessaire.

La manie est héréditaire, innée ou acquise. Héréditaire, si elle est transmise de père en fils. Elle peut être innée

---

(1) *Aretée*, *Cœlius*, *Aurelianus*, parlent dans leurs écrits de la manie et de la fureur comme de deux mots synonimes.

(2) Voyez *Pinel*, dans son second volume de nosographie.

sans être héréditaire, les parens n'en étant pas atteints, et le sujet portant cette disposition en venant au monde.

Elle est acquise, lorsque le malade, par sa manière de vivre, ou par le pays qu'il habite, s'y est disposé (1).

La manie est idiopathique ou symptômatique. Idiopathique, si elle n'est pas l'effet de toute autre affection ; symptômatique, lorsqu'elle aura pour cause une affection quelconque, et qu'elle en sera l'effet : de sorte que nous reconnoîtrons autant d'espèces de manies qu'il y a des fièvres ; ainsi, nous en trouverons de bilieuses, de sanguines, etc.

La manie est continue ou périodique. Continue, lorsque le malade n'a jamais de relâche, qu'il délire sans cesse ; elle est périodique, lorsque le malade a des intervalles de tranquillité, plus ou moins longs : c'est ainsi qu'on a vu des manies disparoître au coucher du soleil, et revenir à l'aurore. Il paroît, selon l'observation de *Pinel*, que la lumière et le calorique influent beaucoup pour le retour et l'exacerbation de cette triste affection. Le vulgaire, possesseur des grandes vérités, selon l'illustre *Grimaud*, a reconnu, depuis bien long-temps, l'influence de cette dernière cause, pour l'exacerbation de la manie ; et c'est ainsi qu'il dit que le vent du midi fait courir les fous. On a vu de manies revenir tous les quatre ou tous les six mois, dans les momens lucides, le malade est très-tranquille, et il raisonne, comme s'il étoit parfaitement sain.

_____

(1) Je connois un hameau près d'un Volcan, entouré d'eaux minérales, situé sur une hauteur, couvert d'une forêt de châtaigniers, exposé au vent du midi, où cette maladie paroît être endémique.

versoit ensuite un torrent de larmes; et l'observation lui avoit appris qu'il étoit urgent à cette époque de le renfermer, car ses accès étoient si violens, qu'il déchiroit, brisoit tout ce qu'il pouvoit atteindre.

DIAGNOSTIC.

Lorsque la manie est entièrement déclarée, l'insensé perd ordinairement toute sorte de respect, de honte, d'humanité envers ses supérieurs, ses amis; c'est ainsi qu'on voit des enfans pleins d'attachement pour leurs parens, les outrager et chercher même à les frapper. On a vu des pères rejetter leurs enfans, lorsqu'ils vouloient les caresser, avec fureur extrême, tandis qu'auparavant ils en faisoient leurs dieux. La honte ne les retient plus; ils se découvrent publiquement; ils promènent les rues, les places, les lieux publics comme s'ils étoient vêtus le plus décemment possible. Ils ne se contentent pas quelquefois d'exercer leur rage contre les corps extérieurs, mais encore contre eux-mêmes; car on en a vu qui se dévoroient leurs poings, leurs bras, comme les bêtes féroces dévorent leur proie. Les auteurs qui ont traité cette matière, en rapportent des faits innombrables; et je ne crois pas devoir les accumuler pour prouver la vérité de cette catastrophe.

Il y a des maniaques qui conservent et même acquièrent pendant leurs accès de folie une humeur joviale. Ils rient, chantent, dansent, folâtrent; ils sont polis, honnêtes, joyeux, fiers, contens; un rien les amuse. La réflexion et le raisonnement sont visiblement lésés ou détruits dans la plupart des accès de manie; mais on en peut citer aussi où

toutes les deux fonctions de l'entendement sont dans leur
plus grand état d'énergie, ou se rétablissent promptement
lorsqu'un objet vient à fixer les maniaques au milieu de
leurs idées chimériques ; c'est ainsi qu'on en a vu déclamer
de beaux vers qu'ils composoient eux-mêmes, sans jamais
avoir connu aucune règle de poésie : on en a vu encore
parler des langues étrangères (1), devenir grands politiques,
faire des superbes discours, des beaux ouvrages mécaniques.

D'autres maniaques sont très-tranquilles dans leurs accès,
même tristes ; ils pleurent, parlent peu, se dérobent à la
vue des hommes ; ils sont peureux, craignent leurs semblables ; tout les affecte ; ils se prosternent à la vue des
éclairs qui précèdent le tonnerre : ce dernier les épouvante
lorsqu'il gronde. Ils adorent quelquefois le soleil, la lune,
ou tout autre corps qui leur paroît avoir quelqu'influence
sur ce qu'ils désirent ; ils sont enfin très-sensibles au froid.

En général, les maniaques donnent peu de signes de
sensibilité. *Fernel* dit en avoir vu un rester 14 mois sans
dormir. Ils supportent le froid, le chaud, la faim avec
assez de facilité. Cependant, on en voit qui ont un appétit
dévorant ; et il seroit même très-mal, comme l'observe
Pinel, de les priver des alimens dont ils se sentent avoir
besoin. Mais, si la sensibilité diminue, l'irritabilité aug-
mente en proportion, et un caractère remarquable de l'exci-
tation nerveuse dans les accès de manie, est la grande
énergie de la force musculaire ; et c'est ce qui oblige les gar-
des-malades à attacher les maniaques, de peur d'être égorgés
par leur férocité.

(1) Voyez le Dictionnaire de Médecine, à l'article *manie*.

Les

Les maniaques ont le pouls plus dur, plus fort, plus plein que dans l'état naturel. La chaleur est plus forte, plus intense (1) qu'elle n'est naturellement. Le sang qu'on tire des veines est plus noir; la sérosité s'en sépare plus lentement; les urines sont ordinairement diminuées, et le malade est souvent constipé.

Sur le déclin d'une attaque de manie, les malades sont tristes, abattus, stupides, foibles. C'est dans cette période que le Médecin doit faire attention que le malade soit assez couvert et à l'abri d'un froid trop violent; car il y a nombre d'exemples qui démontrent que les malades succombent souvent dans de pareilles circonstances, par leur extrême sensibilité au froid. Les maniaques, dans ce dernier moment de leur maladie, ont les yeux rouges, chargés de sang; leur visage s'altère d'un moment à l'autre; le pouls est foible et déprimé; ils éprouvent un sentiment général de lassitude; ils sont très-tranquilles; ils parlent tous seuls; l'impression qu'apporte sur leur imagination la maladie qu'ils viennent d'éprouver, les jette dans une rechute, au moment même où on les voyoit comme guéris. C'est pourquoi on devroit faire ensorte de leur persuader que leur maladie ne leur fera aucun tort aux yeux du public : c'est ce qui les afflige le plus.

Ce seroit peut-être ici le cas de développer quelques idées, pour faire connoître les malheurs et les dangers qu'apporte sur l'économie vivante ce préjugé fatal qui existe

_____

(1) *Pinel* dit avoir vu un malade quitter ses couvertures pendant le fort de l'hiver, et rester ainsi toute la nuit; et le matin prendre de la neige, en la faisant fondre sur sa poitrine et dans ses mains.

B

parmi les gens peu instruits, qui consiste à mépriser une
famille, une personne, parce que la nature aura cessé
de lui prodiguer ses bienfaits. Mais tout ce que je pourrais
dire, à ce sujet, seroit fort inutile, attendu que l'homme
qui a toujours vécu dans l'ignorance, cherche rarement à
s'instruire pour connoître s'il est dans la voie de la vérité
ou non.

DES CAUSES DE LA MANIE.

Les causes de la manie sont très-nombreuses ; nous nous
contenterons d'exposer les plus communes. Nous rangerons
parmi les causes, tout ce qui peut augmenter le ton des
artères, enflammer le sang, l'épaissir ; tout ce qui dirige
les humeurs en grande affluence vers le cerveau ; enfin tout
ce qui peut augmenter l'action du système nerveux. Ces
causes sont les vives passions de l'ame, les contentions
d'esprit, les études forcées, les méditations profondes,
la colère, la tristesse, l'ambition, un long chagrin, la
jalousie, le désespoir, l'excès d'amour ; cette dernière
cause y donne souvent lieu chez les jeunes filles quelque
temps après l'âge de la puberté, chez les jeunes veuves ;
la suppression ou la trop grande abondance des règles,
des vuidanges, des hémorroïdes, en sont des causes assez
fréquentes ; ainsi que la masturbation, le coït immodéré,
le tarissement d'un cautère, d'un ulcère coulant depuis
quelque temps. La manie succède quelquefois aux fièvres
intermittentes (1), aux fièvres inflammatoires, à la réper-

(1) Voyez Sydenham.

cussion d'une gale, des dartres ; elle est produite et entretenue dans d'autres circonstances par des obstructions, par des squirres, des engorgemens dans les viscères abdominaux, par une exostose dans l'intérieur du crâne, un épanchement, une squille, une tumeur entre la dure-mère et le cerveau ; des vers contenus dans le cerveau peuvent causer la manie. *Pozzi* rapporte avoir vu guérir un maniaque en rendant une chenille par le nez. *Fernel* dit avoir trouvé deux vers dans le cerveau d'un maniaque. *Riolan* a trouvé un ver dans le cerveau d'un cheval devenu fou. Un âcre, un poison dans l'estomac ou dans les intestins ont eu déterminé la manie (1).

Les personnes qui s'adonnent à des études forcées, qui exigent une grande application, comme les Géomètres, les Métaphisiciens, les gens de cabinet ; celles qui sont stupides, pesantes ; celles chez qui cette maladie est héréditaire, y sont le plus exposées.

Divers auteurs ont cru devoir trouver dans tous les cas la cause de la manie dans la lésion du cerveau ; mais des observations très-exactes, dans la dissection de plusieurs maniaques, nous prouvent que la cause de cette affection n'y existe pas toujours, puisqu'on a trouvé le cerveau de plusieurs insensés intacte (2).

Mais comment concevoir qu'agissent toutes ces causes

—————————————

(1) Voyez l'encyclop. à l'article manie.

(2) *Pinel* ne craint pas d'avancer que la cause de la manie réside le plus souvent dans les viscères abdominaux.

phlisiques ou morales que nous venons d'exposer, pour produire de pareils effets ? C'est ce que je n'entreprendrai pas d'expliquer, et je ne crois pas que nous le puissions dans l'état actuel de nos connoissances. Les diverses hypothèses qu'on a imaginées jusques-ici, à cet effet, ne nous présentent rien de satisfaisant; elles sont même sujettes à une infinité d'objections. Je me contenterai, à l'exemple des grands auteurs, d'avouer mon ignorance sur ce point.

PRONOSTIC.

La manie est ordinairement longue, mais communément sans danger; car on a remarqué que les maniaques résistaient plus facilement aux maladies épidémiques, que les autres personnes. La manie est plus pernicieuse, selon l'observation des Médecins modernes, l'hiver et le printemps, que l'été et l'automne. Les Praticiens se sont convaincus que la manie héréditaire est la plus longue à guérir, et souvent même incurable. Elle est incurable, si des vers dans le cerveau, des épanchemens de quelque nature qu'on les suppose, des exostoses, y donnent lieu, ou tout autre vice organique de ce genre. Elle est d'autant plus rebelle qu'elle est ancienne. Plus elle est irrégulière, plus facilement on la guérit. On peut concevoir de l'espérance s'il s'y joint des signes d'hypocondrie chez l'homme, et d'hystéricie chez la femme, ce qu'on reconnoît au spasme du système digestif, aux flattulences, aux borborigmes, aux éructations; si les excrémens sont durs, s'il y a tension aux hypocondres, si le malade se plaint de tintement d'oreilles,

d'insomnies. Elle cède facilement par des remèdes appro-
priés, lorsqu'elle survient après les fièvres intermittentes
mal traitées. C'est un signe dangereux, si le malade est
insensible au temps froid, aux drastiques, aux forts vomi-
tifs ; lorsqu'il rejète les alimens qu'il prenoit auparavant
avec voracité. Un autre signe très-dangereux est l'atrophie
ou les convulsions d'un membre. Si les hémorroïdes ou tout
autre émonctoire viennent à fluer, c'est de bonne augure,
Hippocrate aphorisme 21 liv. 6me. Ce grand homme dit dans
un autre passage que les varices, les hémorroïdes surve-
nues aux maniaques, les guérissent (1); conséquemment, on
peut espérer de la guérir, si elle est déterminée par la suppression de quelque émonctoire pourvu qu'on puisse le réta-
blir facilement.

DU TRAITEMENT.

Je diviserai le traitement, à l'exemple du célèbre *Barthez*,
en naturel, en analytique et en perturbateur.

Le traitement naturel consiste à seconder les vues de la
nature, et à lui préparer les voies par où elle tend à ex-
pulser la cause morbifique qui entretient la manie. D'après
cela, si nous appercevons que les hémorroïdes se soient
supprimées, et qu'elles veuillent reparoître, nous favori-
serons leur écoulement, et nous les provoquerons même par
tous les moyens connus, par des bains de siège, des lavemens,

(1) Je connois deux ou trois familles chez qui la manie est héréditaire,
et qui en sont exemptes, s'il leur survient des ulcères aux jambes.

des sangsues à l'anus , par quelques doux catharc-
tiques , pourvu cependant qu'il n'y ait pas contre-indica-
tion. Si les règles , les lochies se sont supprimées depuis quelque temps , et que nous ayons lieu de soupçonner que cette
suppression a déterminé ou entretient la manie , nous les
rappelerons le plutôt possible par des bains tièdes , par des
fomentations , par quelques emménagogues , par des sangsues aux grandes lèvres , etc. ; enfin , nous ouvrirons tous
les couloirs qui existoient auparavant , à moins que leur
trop grande fonction ne fassent craindre pour la vie du
malade.

Le traitement analytique se rapporte à trois chefs prin-
cipaux. Le premier consiste à faire révulsion ; le second
à évacuer la matière morbifique , et le troisième à calmer
l'irritation.

Le traitement dans la manie variera selon la cause qui y
donnera lieu , (comme dans toutes les autres affections).
Ainsi , si c'est l'humeur bilieuse , nous mettrons en usage
le traitement approprié aux affections de ce genre ; car ce
seroit une grande erreur de croire que la saignée fût admis-
sible dans toute espèce de manie , puisqu'on s'est convaincu
qu'elle étoit quelquefois entretenue par un amas saburral
dans les premières voies , par une gale répercutée , etc. ;
et d'après cela , je ne crains pas d'avancer que la saignée
est quelquefois nuisible dans la manie. Nous emploierons
en conséquence les moyens propres à chaque vice particulier.

Comme il seroit trop long de donner une méthode de traitement à toutes ces différentes espèces de manie , je me bor-
nerai à donner quelques idées générales sur l'espèce la plus

fréquente, produite par l'action du système vasculaire sur le nerveux (1).

Dans le principe de la maladie, je ferois raser la tête au malade ; je prescrirois un bain tiède de jambes , auquel je pourrois ajouter un peu de sel ou de moutarde pour hâter la révulsion. Le malade dans le bain même seroit saigné à la malléole, et jaurais soin de faire une large ouverture à la veine, pour évacuer en peu de temps une suffisante quantité de sang , et pour dégorger les vaisseaux avec plus de facilité. La quantité de sang seroit proportionnée à l'intensité de la maladie, au sexe , à l'âge du malade , à la saison régnante. En général , dans le principe, on ne doit pas être sobre sur la saignée. Je pourrois citer nombre de Praticiens qui ont saigné jusqu'à la syncope. Mais cette méthode doit être employée avec grande circonspection ; il y a des circonstances où elle seroit très-dangereuse , comme dans une manie purement nerveuse ; car elle ne feroit qu'agraver l'état maladif. Le malade doit être tranquille dans le bain. Je lui ferois donner des douches d'eau froide sur la tête. La saignée doit être répétée plusieurs fois le jour, selon la férocité du malade, la plénitude du pouls, et l'intensité des symptômes.

Par les moyens que je viens d'indiquer, j'ai rempli les deux premières indications , puisque j'ai diminué la cause matérielle, et que j'ai fait révulsion.

Le lieu de la saignée doit être d'autant plus près de la

_____

(1) Voyez l'excellent cours de Médecine , théorique et pratique du Professeur *Dumas* : c'est ainsi qu'il l'a classée.

tête, que la maladie est plus ancienne. Ainsi, dans le principe, on saignera à la malléole, ensuite au bras, après à la jugulaire, à la temporale : on appliquera même des ventouses scarifiées sur la tête, des sangsues aux tempes.

La troisième indication consiste à calmer l'irritation, et, à cet effet, nous employerons les calmans, les adoucissans, comme les mucilagineux, les gélatineux, la tisane de pulliot, la valériane sauvage, avec addition de miel ou de nitre, le bouillon de tortue : on donnera quelques lavemens pour tenir le ventre libre.

Pendant le cours de ce traitement, le malade doit être à une diète sévère, lui défendre tout ce qui peut augmenter l'âcreté du sang, comme les viandes salées, épicées ; le thé, le café doivent être proscrits, ainsi que les liqueurs spiritueuses. On lui donnera quelque crême de riz, d'eau d'orge pour boisson avec quelque grain de nitre, l'eau de poulet, de veau, le petit-lait. On doit faire ensorte de ne pas maltraiter les malades qu'à la dernière extrémité ; car souvent on ne fait qu'aggraver leur état maladif. Cette méthode de renfermer et de lier les maniaques, est quelquefois très-vicieuse ; et pour s'en convaincre, il n'y a qu'à les voir dans leurs loges ou appartemens, se débattre, crier, demander avec instance à sortir. Il vaudroit donc mieux les faire promener à la campagne, à un air libre, les distraire par des amusemens, et ne pas les laisser toujours réfléchir sur l'objet qu'ils ont continuellement en vue. Il y en a cependant à qui il seroit dangereux de permettre la promenade. Leur fureur pourroit les porter à des extravagances. Il y en a même qui deviendroient suicides.

Tous

Tous ceux-là doivent être renfermés et attachés, pour les empêcher de se détruire ou de détruire les autres.

Si, malgré ce long traitement, on n'a pu venir à bout de soulager le malade, il faudra recourir à la méthode perturbatrice. Cette méthode consiste à imprimer une sécousse générale dans tout le sytème, ou à porter la maladie à son plus grand apogée. A cet effet, nous pourrons faire jeter le malade, sans qu'il s'en apperçoive, dans un lac. Ce moyen, comme le bruit du canon, les frayeurs, les coups, etc., ne guérissent que par la sécousse qu'ils déterminent chez le malade. La musique a eu réussi dans des cas semblables, quoiqu'ayant des effets totalement différens des moyens précédens.

Des praticiens ont vanté et proclamé comme spécifiques dans la manie, des substances qui en sont totalement dépourvues : comme la valériane sauvage, la verveine, le sang d'ânesse desséché et pris en boisson, les fleurs d'antimoine, etc. Puisque nous avons admis tant d'espèces de manie, il ne peut pas y avoir de spécifiques, attendu que chaque espèce de manie demande un traitement particulier.

Pour prévenir la rechute, le malade s'abstiendra de tout ce qui peut l'occuper, le chagriner ; il ne fera d'excès en aucun genre ; il se promènera à la campagne, à un air libre, approprié à sa constitution. S'il est irritable, il s'abstiendra du café, du thé, etc. S'il est pléthorique, il se fera saigner, selon que le besoin l'exigera. S'il est pituiteux, il s'ouvrira un émonctoire, comme un cautère à la jambe, au bras.

ILLUSTRES PROFESSEURS, la grandeur, l'étendue de vos connoissances et la sagesse de vos principes vous font

C

admirer de l'Europe entière. Vos sollicitudes pour nous, dans un temps si orageux, prononcent en faveur de votre bon cœur. Daignez accorder votre sanction à l'imperfection de mes travaux. La carrière que je parcours n'étant qu'un tissu de complications et de conjectures, l'étude, le marche-pied de toutes les sciences, sera désormais l'aliment de ma vie.

Et vous, Oncle chéri (*Richard*, de *Cransac*, Docteur de la Faculté de Médecine de Montpellier), qui, dès votre premier pas dans l'art des arts, avez su vous mériter l'estime et la confiance publique, soyez ma boussole dans cette mer toujours agitée; et si, par mes efforts secondés de votre zèle, je suis jamais constitué juge auprès de l'humanité souffrante, j'aurai toujours présent à mes yeux vos dogmes sacrés; cependant je répéterai même dans l'âge le plus avancé, ces paroles remplies de vérité, émanées de l'oracle de Cos : *Etiamsi senex jam sim nondùm ad medecinæ summum perveni.*

F I N.

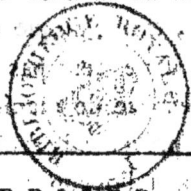

FAUTES A CORRIGER.

Page 2, ligne 2, Assai, *lisez* Essai.
Pag. 3, lig. 18, et il, *lisez* et ils.
Pag. 6, lig. 4, Irrassibilité, *lisez* irascibilité.

www.ingramcontent.com/pod-product-compliance
Lightning Source LLC
Chambersburg PA
CBHW050403210326
41520CB00020B/6440